Testosteron

Testosteronspiegel natürlich steigern

Mehr Attraktivität
Mehr Muskeln
Mehr Selbstvertrauen

von Tiago Weiland

© 2016 Tiago Weiland

Haftungsausschluss

Die Inhalte und Informationen dieses Buches wurden mit größter Sorgfalt erstellt. Für die Vollständigkeit, Aktualität und Richtigkeit der Inhalte können wir keine Gewähr übernehmen. Hier werden die persönliche Erfahrung und Meinung des Autors wiedergegeben. Der Autor kann in dem Fall keine juristische Verantwortung für entstandene Schäden, die durch fehlerhafte Anwendung oder Ausübung durch den Leser entstehen, übernehmen. Der Erfolg des Lesers hängt von persönlicher Motivation und Ehrgeiz ab. Der Autor kann somit keine Garantie für den Erfolg geben Dieses Buch ist lediglich eine Anleitung mit möglichen Strategien für den Erfolg.

Für die Inhalte von den in diesem Buch angegebenen Links, sind ausschließlich die Betreiber der jeweiligen Websites verantwortlich. Der Autor hat keinen Einfluss auf Gestaltung und Inhalte fremder Websites. Verlag und Autor distanzieren sich daher von allen fremden Inhalten. Zum Zeitpunkt der Verwendung waren keinerlei illegalen Inhalte auf den Webseiten vorhanden. Bei bekannt werden von Rechtsverletzungen werden wir uns umgehend von diesen Websites distanzieren und angegebene Links löschen.

Inhalt

Einleitung

Testosteron steht für Männlichkeit. Kein anderes Hormon hat auf den männlichen Körper einen solch großen Einfluss wie Testosteron. Unser Testosteronspiegel bestimmt über unseren Körper und über unser Verhalten. Ein gesundes Maß entscheidet darüber, ob wir im Fitnessstudio Rekorde brechen, Frauen wie ein Magnet anziehen und den nötigen Biss mitbringen, um in der Karriereleiter allen anderen davon zu laufen. Es stellt den Kern unserer Männlichkeit dar. Ist es einmal vorhanden, lassen sich Erfolge kaum vermeiden. Kein Wunder, dass jeder Mann so ziemlich alles dafür tun würde, um seinen Testosteronspiegel in die Höhe zu treiben.

Doch was verbirgt sich hinter diesem scheinbar magischen Hormon? Haben wir Männer es wirklich nötig, uns Gedanken über unseren Testosteronhaushalt zu machen? Ist dieser Hype vielleicht doch nur eine Nebenwirkung der immer dramatisch werdenden Leistungsgesellschaft in einer Zeit, in der die Fitnessindustrie boomt und die Medien uns immer wieder das „perfekte" Bild eines Mannes unter die Nase halten?

Wir Männer haben es an solchen Stellen häufig nicht einfach, denn wir können unsere Rolle in der Welt nicht wirklich einschätzen. Wir wissen nicht, ob wir gut genug sind. Wir haben keinerlei Ahnung, ob wir all die Erwartungen an uns erfüllen können.

Immerhin muss der perfekte Mann gutverdienend sein. Doch die Zeiten haben sich geändert, denn nur viel Geld zu verdienen (wenn das nicht schon schwer genug ist) ist nicht mehr genug. Wir müssen fit sein, wir müssen selbstbewusst sein und wir müssen besondere Charakterzüge haben, die uns von der Masse der Männer abheben. Auf der einen Seite müssen wir ein Frauenversteher sein und auf der anderen Seite aber dürfen wir nicht vergessen, was es bedeutet, ein Mann zu sein.

Rückgrat, Durchsetzungsvermögen, Beschützerinstinkt und nebenbei auch noch dem anderen Geschlecht beim Schäferstündchen etwas bieten können, doch handelt es sich hier wirklich nur um unerfüllbare Erwartungen?

Es sind viele Hürden, die wir auf dem Weg zum Mann nehmen müssen, so viel steht fest. Doch seien wir mal ehrlich: Handelt es sich hierbei wirklich um Erwartungen, die wir nicht erfüllen können? Ist nicht jeder Mann selbst daran interessiert, ein außergewöhnlicher Liebhaber zu sein? Jeder Mann möchte doch als „Alphatier" in der Gruppe wahrgenommen werden. Jeder Mann möchte insgeheim Chef sein und jeder Mann möchte auch einen gesunden, fitten und ästhetischen Körper haben. Es ist ein Paradoxon, hinter welchem wir Männer uns nur zu gerne verstecken, um bequem die Füße hoch auf das Sofa legen zu können und um unser „Unglück" rechtfertigen zu können. Daher gebe ich dir schon jetzt in der Einleitung einen wichtigen Rat mit auf dem Weg. Immerhin interessierst du dich für das Thema „Testosteron erhöhen" und solltest daher gewillt sein, die Dinge, die ich dir nun auf den folgenden Seiten mit auf dem Weg gebe, umzusetzen. Mein Tipp lautet also:

Der erste Schritt zu einem erhöhen Testosteronspiegel liegt nicht in der Einnahme von speziellen Lebensmitteln oder dem Sieg der Lieblingsfußballmannschaft, sondern an einem ganz anderen Ort – nämlich in uns selbst. Der erste Schritt für dich sollte sein, zu akzeptieren, dass du als Mann genau die Dinge für dich selbst willst, die von dir erwartet werden. Akzeptiere, dass du Frauen befriedigen willst. Akzeptiere, dass du Muskeln haben willst und akzeptiere, dass du als selbstbewusster, starker Mann angesehen werden willst. Sobald du das akzeptiert hast, gilt es nur noch eine einzige Sache zu akzeptieren: Akzeptiere, dass du auch etwas dafür tun musst und verstecke dich nicht hinter der Last, die dich scheinbar tagtäglich ein Stück tiefer den Erdboden gleich macht. Entfessele die Kraft in dir und schmeiße die Last von deinen Schultern. Übernimm Verantwortung für dein Dasein als Mann und für das Erreichen deiner Ziele. Das wird dir den größten Testosteronschub überhaupt geben können. Wenn der Stein erst einmal aktiv von dir ins Rollen gebracht worden ist, befindest du dich in einem Momentum, welches dauerhaft für einen hohen und gesunden Testosteronspiegel sorgen wird. Testosteron steht nämlich in einer Art Wechselwirkung mit deinem Körper und deinen Verhalten – Doch dazu später mehr.

Wieso schreibe ich das alles hier?

Faktisch gesehen ist Testosteron ein Hormon, welches man sehr analytisch betrachten kann. Doch die Facetten um Testosteron sind so abwechslungsreich, dass es dir nicht weiterhelfen wird, wenn wir nur auf die gesundheitlichen Aspekte in diesem Buch eingehen werden. Denn tatsächlich hat Testosteron einen unerwartet hohen Anteil daran, wer wir als Mann sind und wer nicht. Unser Testosteronspiegel hängt von extrem vielen Faktoren ab, genauso wie unser Testosteronspiegel extrem unterschiedliche Ergebnisse und Symptome mit sich bringt. Nicht nur die Ernährung spielt eine große Rolle, sondern auch, wie wir uns als Mann sehen und wie wir unsere Zeit verbringen.

Sehr viele Männer fürchten sich zu Unrecht vor einem zu niedrigen Testosterongehalt in ihrem Körper. Manche Männer hingegen sind tagtäglich träge und scheinen nichts nach ihren Vorstellungen umsetzen zu können, ohne zu wissen, dass ein zu niedriger Testosterongehalt die Ursache ihres Übels sein kann. Zum Glück werden alle Facetten rund um das Thema Testosteron in diesem Buch auf den Punkt gebracht. Verständlich und bereit für die Umsetzung.

Thematisiert werden:

- Die Aufgaben von Testosteron
- Testosteronkiller
- Testosteron und der Muskelaufbau
- Testosteron und Frauen
- Testosteron und Selbstvertrauen
- Wie du dein Testosteronspiegel leicht überprüfen und auf natürliche Weise ohne Bedenken erhöhen kannst
- Andere Vorteile eines gesunden Testosteronspiegels
- Was der Unterschied zwischen natürlichen und künstlichen Testosteron ist

Für jeden, der sich die Kraft des Testosterons zunutze machen möchte, wird dieses Buch keine Fragen offenlassen.

Testosteron aus medizinischer Sicht

In diesem ersten Kapitel wollen wir uns zunächst genauer mit dem Hormon aus medizinischer Sicht beschäftigen. Testosteron wird immer als das Männlichkeitshormon schlechthin bezeichnet – das ist es auch. Doch auch bei Frauen tritt das Hormon auf. Der Unterschied liegt hier bei der Konzentrations- und Wirkungsweise bei Mann und Frau. Das Wort „Testosteron" ist praktisch eine Wortneubildung, welche sich aus testis (Hoden) und Steroid gebildet hat. Der Hormonelle Gegenspieler des Testosterons, der zum Großteil bei der Frau auftritt, nennt sich Östrogen. Das Weiblichkeitshormon sorgt gegenteilig für alles, was die Weiblichkeit ausmacht.

In erster Linie soll es hier aber um das Männlichkeitshormon gehen, weshalb wir uns in diesem Kapitel auch nur auf die männliche Produktion, Wirkungsweise und Handhabung konzentrieren werden.

Die Bildung ist sehr komplex, wie eigentlich bei jedem körpereigenen Stoff. Der Vollständigkeit halber möchte ich dir dennoch die Produktion von Testosteron näher erläutern. Dadurch wirst du im Laufe des Buchs so manche Zusammenhänge besser verstehen können. Es hängen extrem viele Faktoren von der Bildung ab. Der Grundaufbau lautet aber wie folgt: Der Hypothalamus ist für die Bildung von Gonadoliberin zuständig, welches die Hirnhangdrüse anregt ein luteinisierendes Hormon und ein follikelstimulierendes Hormon auszuschütten. Das männliche Testosteron wird, angeregt durch die beiden Hormone, letztendlich zum Großteil in den sogenannten Leydigschen Zwischenzellen im Hoden produziert. Dort befindet sich somit das Zentrum der Männlichkeit. Das Testosteron, welches hier produziert wird, sorgt für die Libido und damit auch für Potenz, doch auch für die Talgdrüsenfunktion und für eine anabole Wirkung in unserem Körper (interessant für den Muskelaufbau) ist es verantwortlich. Ein weiterer Teil unseres Testosterons wird in der Nebenniere produziert. Hier ist die Produktion allerdings sehr gering, da sich die Nebenniere eher auf andere Hormone spezialisiert hat.

Man unterscheidet im Körper zwischen 3 verschiedenen Testosteronarten. Etwa 40-50% bestehen aus bioaktiven (Albumin gebundenen)Testosteron. 50-60% sind Testosteron, welches an dem sexualhormonbindenden Protein Globulin gebunden ist. Lediglich 1-2% unseres Testosteronspiegels ist frei und kann aktiv seine Wirkung an den Organen und in unserer Psyche verrichten. Albumin und Globulin sind Proteine, die das Testosteron binden und über das Blut durch den Körper transportieren und dessen Wirkung beeinflussen.

Der Ausgangsstoff für die Produktion des Testosterons ist das Cholesterin. In der Medizin wurde es häufig als Grund für viele Volkskrankheiten angegeben und bekam dadurch einen sehr schlechten Ruf. Leider ist dieser Ruf unberechtigt, denn es wurde bei dieser medizinischen Beurteilung außer Acht gelassen, dass es zwei verschiedene Cholesterinarten gibt. Es besteht ein Unterschied zwischen dem guten und den schlechten Cholesterin. Das

HDL Cholesterin ist für uns sogar lebensnotwendig. Das andere, schlechte Cholesterin mit dem Namen LDL Cholesterin sorgt hingegen für ungewollte gesundheitliche Einschränkungen wie Diabetes oder Herz-Kreislauf-Erkrankungen. Außerdem synthetisiert unser Körper den nötigsten Teil an Cholesterin von selbst. Es ist also für uns nur wichtig, dass wir die richtigen Nahrungsmittel zu uns nehmen, die die Herstellung des guten HDL Cholesterin begünstigt. Ein hoher Anteil von HDL Cholesterin ist ebenso wichtig, um die von uns angestrebten Effekte eines erhöhten Testosteronspiegels genießen zu dürfen, da es den Anteil von dem sexualhormonbindenden Protein Globulin senkt, was zu einem erhöhten Vorkommen von freien Testosteron führt.

Bei einem gesunden Mann schwankt der Anteil an Testosteron im Blut zu unterschiedlichen Tag- und Nachtzeiten. Am Morgen erreicht der Testosteronanteil bei Männern in jedem Alter das Maximum und sinkt im Laufe des Tages fortwährend. Daher leitet sich auch das allseits bekannte Symptom der morgendlichen Erektion ab. Wenn der Testosteronspiegel in einem gesunden Rahmen ist, so lässt sich dies an einer regelmäßigen morgendlichen/nächtlichen Erektion erkennen. Der Grund, weshalb am Morgen der Testosteronspiegel am höchsten ist, liegt darin, dass über Nacht mithilfe der richtigen Nährstoffe neues Testosteron gebildet wird. Dadurch ist unser Hoden am Morgen sehr stark durchblutet, was zum einen die morgendliche Erektion begünstigt. Zum anderen steigt durch den Testosteronspiegel auch unsere Libido, also das Verlangen nach Sex, sodass unser Penis fast vollautomatisch steif wird.

Um den Testosteronspiegel in Zahlen auszudrücken wird die Einheit nmol/l oder ng/dl zur Hilfe genommen, während die Messung durch das Blutserum bestimmt wird. Am Morgen liegt der Testosteronwert im Blut eines Jungens vor der Pubertät bei etwa 1-4 nmol/l. Bei Jungen während der Pubertät steigt der Wert drastisch an und erreicht einen Wert zwischen 13 nmol/l und 23 nmol/l. Der Durchschnittswert bei älteren Männern liegt bei etwa 16 nmol/l und bei jüngeren Männern 18 nmol/l. In der Zeit zwischen den 24 und 27. Lebensjahr kommt es statistisch gesehen zum Höhepunkt des Testosteronvorkommens. Ab dem 27. Lebensjahr nimmt die Produktion immer mehr ab bis hin in ein hohes Alter, bei dem die Libido zusehends komplett verschwindet.

Der stärkste Faktor, der die Testosteronbildung beeinflusst, ist der Schlaf. Mehrere Studien fanden heraus, dass die optimale Schlafdauer für einen hohen Testosteronspiegel bei 8 Stunden liegt. Erstaunlicherweise fällt der Wert allerdings bei längerem Schlaf ab 8 Stunden aufwärts rapide ab. Dieser Abfall kann wissenschaftlich noch nicht belegt werden.

Die unterste Grenze des Spiegels liegt bei 12 nmol/l.

(Ich weiß, mit den Einheiten und Zahlen kannst du kaum etwas anfangen, sie dienen lediglich als Orientierungshilfe.)

Sollte der Wert von 12 nmol/l oder 170 ng/dl unterschritten werden, so ist ein Mann aus medizinischer Sicht behandlungsbedürftig. Bei Jugendlichen oder jungen Männern tritt dieser Fall sehr selten auf und ist meistens aufgrund von einer Hodenunterfunktion krankheitsbedingt zu erklären. Bei Männern ab 40 kann ein solch niedriger Testosteronspiegel allerdings ausschließlich mit dem Alter zu tun haben. In einem solchen Falle gibt es Mittel und Wege, die Produktion auf natürliche Art und Weise zu fördern, sollte man sich nicht zu einer medizinischen Versorgung hingezogen fühlen. Allerdings ist ein solch niedriger Wert mit kritischem Blick zu beäugen und sollte aus Sicherheitsgründen von einem Fachmann genauer unter die Lupe genommen werden.

Dieses Buch spricht vor allen Dingen diejenigen an, die innerhalb des gesunden Testosteronbereichs einen eher niedrigen Spiegel, etwa zwischen 170-280 ng/dl aufweisen. Durch die richtige Ernährung und die richtigen Aktivitäten kann sich der Testosteronspiegel sogar verdreifachen und sorgt damit für gefühlt übermenschliche Resultate.

Die drei Resultate: Mehr Attraktivität, mehr Muskeln, mehr Selbstvertrauen.

Der Einfluss von Testosteron

Im letzten Kapitel haben wir uns schon recht tiefgreifend mit dem medizinischen Teil des Testosterons beschäftigt. Doch nun wollen wir uns wieder ein wenig von dem eher trockenen Teil entfernen und endlich den praktischen Teil anpeilen. Sprich, was stellt Testosteron konkret mit deinen Körper an? Welche Effekte darfst du erwarten, sobald du gezielt dein Testosteronspiegel ansteigen lässt? Testosteron ist enorm vielseitig und kann einen unglaublichen Einfluss auf den männlichen Körper haben. Doch nicht nur der Körper verändert sich durch Testosteron, sondern auch deine Psyche und dein Denken. Man kann sagen, dass das Männlichkeitshormon tatsächlich das wichtigste Hormon überhaupt ist.

Testosteron und der Einfluss auf Psyche und Denken

Gehen wir zunächst aus den psychologischen Einfluss ein. Die Wirkung von Testosteron entscheidet über unser Selbstvertrauen als Mann. Männer mit einem verhältnismäßig hohen Spiegel legen ein deutlich mutigeres und erfolgreicheres Flirtverhalten an den Tag und können sich durchschnittlich in allen Lebenslagen besser durchsetzen und vorteilhafter darstellen. Warum genau das so ist, lässt sich wissenschaftlich nicht belegen, doch lässt sich ableiten, dass Testosteron die urmännlichen Instinkte und Verhaltensweisen aufblühen lässt, die uns auch heutzutage sehr hilfreiche Dienste erweisen können, wenn wir sie richtig kanalisieren. Zum urmännlichen Verhalten gehört zum Beispiel der Wettbewerb. Der Wettbewerb um die schönsten Frauen, um die besten Lebensumstände und um möglichst viel Macht. Männer mussten sich seit jeher gegen ihre Rivalen durchsetzen, um das zu bekommen, was sie wollen. Dafür benötigte es eine gehörige Portion Mut und Selbstbewusstsein, um sich dem „Kampf" zu stellen. Männer mit einem erhöhten Testosteronspiegel scheuen den Wettkampf nicht und sind darüber hinaus siegessicher. Das spiegelt sich im Job, bei der Partnerwahl, bei Streitigkeiten und bei sportlichen Aktivitäten wider. Männliches Selbstvertrauen verändert unser Verhalten auf vielen Ebenen, teilweise nur um Nuancen.

Sobald wir einen höheren Testosteronspiegel haben, wird unsere Körpersprache imposanter, unsere Stimme tiefer und unsere Wortwahl eindringlicher. Wir fühlen uns sicherer in unserer Haut. Die Handlungen werden klarer. Ein solches Verhalten wird in der Gesellschaft als überaus attraktiv und gut empfunden. Es ist das Verhalten eines Siegertypen. Von jemanden, der von sich selbst überzeugt ist. Sobald wir von uns und unseren Stärken überzeugt sind, fällt es uns leichter, dass zu erreichen, was wir wollen. Wir können bestimmter unsere Interessen vertreten und andere „schwächere" Konkurrenten ausmerzen. Dies liegt auch daran, dass durch einen erhöhten Testosteronspiegel unser Aggressionsverhalten ansteigt. Wir neigen dazu, uns körperlich zu messen zu wollen und finden uns öfter in Auseinandersetzungen mit anderen Menschen wieder. Die erhöhte Aggressivität ist natürlich mit Vorsicht zu genießen, da wir dadurch unsere rationale Denkweise vernachlässigen und sehr häufig aus dem Impuls heraus handeln und voreilige Entscheidungen treffen. Unsere ganzen Eigenschaften und Fähigkeiten scheinen sich bis hin ins Animalische zu verändern. Und das ist gut so, denn wer sich auf seine animalischen Urkräfte verlassen kann, hat eine ungeheure Kraft, die sich heutzutage nur noch sehr wenige zunutze machen.

Testosteron und Frauen

Männer mit einem hohen Testosteronhaushalt werden in der Tat häufiger von Frauen wahrgenommen und als attraktiv empfunden. Es wird dir leichter fallen, Augenkontakt mit anderen Frauen aufzunehmen und ihren sexuellen Trieb in Gang zu setzen. Die Gründe liegen bei mehreren Ursachen. Zum einen übertragen wir Menschen unsere Hormone immerzu auf andere Menschen. Deine Ausstrahlung ist abhängig von deinen Hormonwerten. Dein Testosteron lässt die Frauen in einen Pheromon-Rausch fallen. Es spielt sich sehr viel unterbewusst ab und viele Dinge wirst du von alleine gar nicht merken. Dein Geruch verändert sich, deine Stimme wird tiefer und deine Körperhaltung strahlt Stärke aus. All diese Attribute wirken auf Frauen unglaublich anziehend. Du versprühst einen gewissen Sexappeal, der in Frauen ebenfalls den Urtrieb zur Fortpflanzung auslöst. Diese Veränderungen wirst du ganz automatisch an dir feststellen können. Es fällt dir plötzlich viel leichter, eine selbstbewusste Körperhaltung einzunehmen. Selbstbewusstsein per se ist ebenso ein Attribut, welches Frauen sehr attraktiv finden, um nicht zu sagen, dass es der einzig ausschlaggebende Faktor für Frauen ist, um ein sexuelles Interesse bei ihnen in Gang zu setzen. Selbstbewusstsein indiziert, dass du eine

Frau führen und beschützen kannst und natürlich eben-so selbstbewusste und „funktionierende" Nachfahren zeugen kannst. Die Wirkung von Testosteron ist tief ver-wurzelt und spricht immer unsere ureigenen Triebe und Kräfte komplett unterbewusst an.

Testosteron und dein Körper

Der dritte und letzte Punkt, bei dem Testosteron eine Wirkung zeigt, die mit Wundern zu vergleichen ist, ist natürlich der Körper selbst. Testosteron hat einen unglaub-lichen Einfluss auf unser Wohlbefinden und sorgt bei einem Mangel kurzfristig für Trägheit, Müdigkeit, Konz-entrationsverlust, Behäbigkeit, schlechte Verdauung, Kopfschmerzen und vieles mehr. Mittelfristig kann es sog-ar zu unreiner Haut bis hin zu ernsthaften Erkrankungen wie Diabetes, Osteoporose, Schlafstörungen und vermin-derte kognitive Funktionen führen. Wer schon von klein auf und daher chronisch bedingt einen sehr niedrigen Testosteronspiegel hat, wird unter kleinen Hoden, schwa-cher Körperbehaarung, Fettleibigkeit und unter Umstän-den sogar unter Zeugungsunfähigkeit leiden. So schlimm ist es in den meisten Fällen allerdings nicht. Falls es doch so schlimm bei dir sein sollte, solltest du unbedingt einen Arzt aufsuchen. In diesem Buch geht es natürlich darum, den Testosteronspiegel zu erhöhen, um eine bessere Phy-sis zu erhalten und um leistungsfähiger auf allen Ebenen zu werden. Sobald wir nicht gesund und energiegeladen sind, fällt es uns ohnehin schwer, Leistung abzuliefern. Ein hoher Testosteronspiegel (im gesunden Rahmen) sorgt zu-nächst für eine unglaubliche sexuelle Energie. Dies steht natürlich in Korrelation mit dem Frauenthema, doch wer vor sexueller Energie strotzt, wird auch in anderen Bereichen viel kraftvoller sein (auch im Umgang mit anderen Männern). Zum Beispiel werden wir unternehmungslustiger, mutiger und sind voller Tatendrang. Außerdem werden wir potenter, heißt wir produzieren mehr Sperma. Wenn du also bald schon für Nachkommen sorgen möchtest, tätest du gut daran, dein Testosteronspiegel proaktiv zu erhöhen – aus Liebe zu deiner Familie.

Weiterhin werden unsere Knochen widerstandsfähiger und unsere Körperbehaarung dichter. Wir bekommen also mehr Bart, Brusthaare und andere männliche Behaarungen. Unsere inneren Organe arbeiten effizienter und versorgen uns mit Nährstoffen. Außerdem wird unser Immunsystem stärker, weshalb wir allgemein belastbarer werden. Wir werden stressresistenter, fähig zu extremen sportlichen Leistungen und können schneller regenerieren. Das ist natürlich auch interessant für den Muskelaufbau. Testosteron ist ein anaboles Hormon und sorgt für eine effektivere Muskelbildung. Ohne Testosteron wäre es als Mann gar nicht möglich, Muskeln aufzubauen. Je mehr Testosteron, desto mehr Muskelmasse. Daher neigen sehr viele Bodybuilder und Extremsportler zur (illegalen) Injektion von hochkonzentriertem Testosteron. Es kurbelt den Stoffwechsel an und sorgt dabei auch gleichzeitig für eine rasantere Fettverbrennung. Man kann sagen, dass Testosteron aus einem Mann einen Mann macht – und zwar einen fitten und körperlich ästhetischen Mann. Kein anderes Hormon hat einen so großen Einfluss auf unseren Körper und unser Wohlbefinden. Wer jahrelang ein ziemlich niedrigen Testosteronspiegel hatte und beginnt, aktiv den Spiegel nach oben zu treiben, wird schon nach 2 Monaten starke Veränderungen an sich selbst erkennen können und nach ca. 6 Monaten ein fast neuer Mensch sein. Du kannst mir glauben, dass ab diesen Zeitpunkt Menschen auf dich zukommen und fragen werden, was mit dir passiert ist.

Daher ist es von absoluter Notwendigkeit, dass wir uns intensiv mit unserem wichtigsten Hormon beschäftigen. Ein hoher Testosteronspiegel bringt im Leben eines Mannes einfach viel mehr Spaß, daher werden wir nun auf den folgenden Kapiteln genauer darauf eingehen, was du tun musst, um dein Testosteronspiegel auf natürliche Art und Weise hochzuhalten.

Für wen sind die folgenden Tipps gedacht?

Es stellt sich natürlich die Frage, wer überhaupt seinen Testosteronspiegel aktiv und auf natürliche Weise nach oben schrauben sollte. Die Antwort darauf ist sehr simpel: Jeder, der will!

Wer auf natürliche Art und Weise seinen Körper verändern möchte, ist herzlich dazu eingeladen. Es gibt keine Risiken und Nebenwirkungen (und falls doch, halten die sich in Grenzen und stellen keinerlei Gefahr da – es gibt immer individuelle Fälle, bei den hormonelle Veränderungen auch temporäre Veränderungen am Körper mit sich bringen, unreine Haut wäre ein Beispiel). Doch allgemein, kann jeder Mann, der mehr Spaß und mehr Leistung in sein Leben etablieren will, mit seinem Testosteronwert experimentieren. Gerade für Männer im mittleren Alter ist es interessant, weil ab dem 30. Lebensjahr alle 10 Jahre etwa 10% der Produktion einbüßt werden muss. Aber auch für junge Menschen kann ein hoher Testosteronwert viele Vorteile mit sich bringen. Doch es sei gewarnt: Auch deine Aggressivität wird steigen. Das ist von Grund auf nicht negativ, aber sollte unter Kontrolle gehalten werden.

Spritzen, Tabletten, Supplements

Dieses Buch soll sich darauf spezialisieren, wie du deinen Testosteronwert auf natürliche Weise erhöhen kannst. Daher soll es keine medizinische Abhandlung über die Risiken von künstlich hergestellten Testosteronpräparaten geben. Trotzdem möchte ich dich eindringlich warnen und nur grob erläutern, was die unnatürliche Aufwertung des Testosteronspiegels für Folgen haben kann. Ohnehin ist eine Injektion oder eine Zunahme in Form von Tabletten nur „sinnvoll", wenn du sportlich an deine Grenzen gerätst. Du wirst dadurch stärker, aggressiver und muskulöser - aber nur für kurze Zeit.

Sobald wir uns hohe Mengen an Testosteron von außen zuführen, stellt der Hoden seine Produktion nach und nach ein. Der ganze hormonelle Haushalt wird durcheinander gebracht und kann von selbst nie wieder so viel Testosteron von alleine produzieren wie nötig. Daher haben extrem Bodybuilder, die Testosteron gespritzt haben, kleine Hoden und sind sexuell tatsächlich kaum noch aktiv. Das alles wäre allerdings kein Problem, wenn man sich dauerhaft diese Spritzen in die Venen sticht, oder? Leider nein, denn diese hohe Menge an Hormonen schadet unserem ganzen Organismus. Unsere Leber und unsere Nieren werden ausgepumpt und müssen Schwerstarbeit leisten. Wir zerstören unsere Organe und verlieren allein dadurch langfristig all unsere Energie. Daher ist das Spritzen von Testosteron nur ein kurzer Höhenflug.

Testosteronkiller –
Das solltest du vermeiden

Bevor es darum geht, auf welche Art und Weise du mehr Testosteron produzierst, ist es elementar wichtig, dass du genau weißt, was eigentlich dafür sorgt, dass du einen niedrigen Spiegel vorzuweisen hast. Sobald du weißt, was dein Männlichkeitshormon drosselt, gilt es für dich natürlich diese Faktoren zu vermeiden.

Zu viel oder zu wenig Schlaf

Testosteron kann auf viele verschiedene Arten unterproduziert sein. Der erste und wichtigste Faktor ist zu wenig oder zu viel Schlaf. Schlaf hat den wohl größten Einfluss. In der Nacht etwa zwischen Mitternacht und 4-6 Uhr wird die Testosteronproduktion auf Hochtouren gefahren. Wer in dieser Zeit den Schlaf verpasst, tut sich nichts Gutes. Die optimale Schlafdauer liegt bei etwa 8 Stunden, wobei das nicht zu 100% für jeden stimmen muss. Schlaf ist eine sehr individuelle Sache, daher können auch schon 6 Stunden Schlaf reichen. Auf gar keinen Fall sollten es aber mehr als 8 Stunden Schlaf sein, da Studien belegt haben, dass bei etwa 9 stündigen Schlaf der Spiegel wieder rapide abfiel. Sorge also für einen regelmäßigen Schlafrhythmus und vermeide zu kurze oder zu lange Nächte

Übergewicht

Testosteron steht mit vielen Symptomen in einer direkten Wechselwirkung, so auch beim Übergewicht. Zu viel

Übergewicht sorgt für niedrige Testosteronwerte, und niedrige Testosteronwerte sorgen für Übergewicht. Vermeide daher Bauchfett und regelmäßiges Junkfood. Um diesen Teufelskreis zu durchbrechen, ist es nötig für eine gewisse Zeit auf die Zähne zu beißen und regelmäßig zum Sport zu gehen und die Ernährung so umzustellen, dass kein Fett angesetzt wird (Achtung! Das heißt nicht, dass du kein Fett mehr essen sollst, sondern dass du überschüssige Kohlenhydrate und schlechte Fettsäuren, wie Transfette aus Pommes oder Backwaren vermeiden solltest).

Ein zu hoher Blutdruck

Männer mit hohem Blutdruck haben durchschnittlich 25% weniger Sex, als die restlichen ihrer Leidensgenossen. Das liegt vor allem daran, dass der Testosterongehalt darunter leidet. Hoher Blutdruck kommt von einer schlechten Ernährung aus einfach-zuckerhaltigen und fettigen (wieder schlechtes Fett) Lebensmitteln. Versuche diese so oft es geht zu vermeiden.

Alkohol, Zigaretten und andere Drogen

Das hat vermutlich jeder erwartet. Alkohol und Zigaretten wirken sich auf nichts in unserem Körper wirklich gut aus, außer auf unseren kurzfristigen Spaßfaktor. Ein Vollrausch kann bis zu 2 Wochen unsere Testosteronproduktion hemmen. Als Raucher hat man es natürlich doppelt schwierig, da man in aller Regel regelmäßig raucht und somit auch regelmäßig dem Testosteron einen Schlag ins Gesicht verpasst. Diese Genussmittel, sowie härtere Drogen haben zur Folge, dass unsere Neurotransmitter blockiert werden und wenige bis keine Informationen an die richtigen Organe gesendet werden. Du erinnerst dich an die Produktionskette beginnend vom Hypothalamus über das Gehirn bis in die Leydigschen Zwischenzellen? Wenn auf diesen Wegen zu viele Hindernisse stehen, kann natürlich kein Testosteron gebildet werden. Also vermeide Alkohol und andere Drogen.

P.S. Ein oder zwei Bier sollten nicht schaden. In Maßen kann Bier sogar gesund sein, da es den Körper mit Mineralien und Vitaminen versorgt. Bei 2 Bier sollte allerdings wirklich Schluss sein. Im Sommer ist für jeden Sportler und Genießer alkoholfreies Bier eine tolle Alternative (auch nach dem Sport) Doch nichts geht über Wasser.

Zu wenig Wasser

Womit wir auch schon beim nächsten Testosteronkiller sind. Zu wenig Wasser ist eigentlich immer Schuld an Krankheiten und Unwohlsein, so auch bei der Testosteronproduktion. Ohne Wasser kann keine Körperfunktion oder Produktion am Laufen gehalten werden. Also vermeide zu wenig Wasser – Oder trink einfach genug davon!

Unterernährung

Ein Kaloriendefizit ist ein unglaublicher Testosteronkiller. Wenn dein Körper nicht alle Nährstoffe zur Verfügung hat, kann die Hormonproduktion nicht richtig angekurbelt werden. Dabei ist jeder Nährstoff gefragt. Kohlenhydrate, Eiweiß, Fett, Vitamine und Mineralien.

Zu viel Kaffee

Kaffee sorgt durch seinen hohen Koffeinwert für Stresszustände in unserem Körper. Wir pushen unsere Zellen künstlich und tauschen dadurch Energie aus der Zukunft mit der jetzigen Müdigkeit. Wir tricksen also unseren Körper aus, wodurch auch all unsere hormonbildenden Organe drunter leiden werden. Darüber hinaus wird bei dem erhöhten Stressfaktor das Hormon Cortisol ausgeschüttet, was der direkte Gegenspieler von Testosteron ist. Dadurch senken wir natürlich aktiv unseren Testosteronwert.

Zu lange Sporteinheiten

Mit Sicherheit ist eines deiner Hauptziele, welches du mithilfe von Testosteron erreichen möchtest, der Muskel- und Kaftzuwachs. Dabei kann dir Testosteron enorm behilflich sein. Doch du musst hierbei beachten, dass zu lange Sporteinheiten für dein Ziel kontraproduktiv sind. Wenn wir länger als ca. eine Stunde intensiv trainieren, steigt ebenfalls unser Cortisollevel zu stark an und drückt dadurch den Testosteronspiegel. Daher sind Trainingseinheiten von 45-60 Minuten zu empfehlen. Hier solltest du dich allerdings richtig reinhängen und wirklich hart trainieren. Kurze und intensive Einheiten sind für die Testosteronproduktion Goldwert.

Giftstoffe und Chemikalien

Dass Chemikalien und andere Giftstoffe nicht gesund sind, ist uns allen klar. Doch ist dir eigentlich bewusst, dass wir Menschen über unsere tägliche Ernährung extrem viele Giftstoffe zu uns nehmen? Industriell bearbeitete Lebensmittel werden mit Konservierungsstoffen und Geschmacksverstärker versehen, damit sie länger haltbar sind und besser schmecken. Doch gesund ist das keineswegs. Auch in der Landwirtschaft werden Pestizide und Fungizide eingesetzt, um die Ernte künstlich ertragreicher und somit wirtschaftlich wertvoller zu machen. All diese unnatürlichen Zutaten machen uns mittel- bis langfristig krank und senken natürlich auch unsere Hormonproduktion. Ein ganz übler Testosteronkiller befindet sich sogar in einem überlebenswichtigen Lebensmittel, nämlich dem Wasser. Wer Wasser in PET Flaschen kauft, sollte in Zukunft davon absehen, da die Weichmacher in den Plastikflaschen unseren Testosterongehalt extrem sinken lassen. Außerdem ist auch Trinkwasser, welches aus den deutschen Wasserhähnen kommt, nur selten komplett frei von ungewollten Chemikalien. Chlor, Fluor und Kupfer sind zum Beispiel sehr stark im Leitungswasser vorhanden. Auch wenn das Trinkwasser laufend geprüft wird – es wird nur auf eine begrenzte Anzahl von bestimmten Stoffen überprüft und wird dementsprechend als genießbar empfunden. Mein Tipp ist daher: Besorge dir einen guten Wasserfilter, der dein Trinkwasser zu 99,9% reinigt. Das solltest du nicht nur für deinen Testosteronspiegel tun, sondern auch für deine allgemeine Gesundheit.

Sojaprodukte

Sojaprodukte stehen zwar im Verdacht, den Testosteronspiegel zu senken, da sie hohe Vorkommnisse von Phyto-Östrogene aufweisen. Östrogen ist das Frauenhormon und kann bei uns Männern unerwünschte körperliche Nebeneffekte hervorrufen wie zum Beispiel Männerbrüste. Doch bis jetzt gibt es keine konkrete Studie, die einen direkten Zusammenhang zwischen weiblichen Körperausprägungen und den Verzehr von Sojaprotein herstellen konnte. Daher brauchst du nicht vollständig darauf verzichten, doch deine täglichen Hauptmahlzeiten sollten nicht unbedingt ausschließlich aus Soja bestehen. Deine Benchmark pro Tag sollte bei nicht mehr als 30 Gramm Sojaprotein pro Tag liegen.

Natürliche Booster –
Den Wert aktiv in die Höhe steigen lassen

Nun, da du genauestens über die potenziellen Testosteronkiller Bescheid weißt und diese hoffentlich elimi-
nieren wirst, liegt der nächste Schritt darin, dein Testosteron aktiv in die Höhe zu treiben. Testosteron wird, wie
auch in den vorherigen Kapiteln von ganz verschiedenen
Faktoren beeinflusst, die sich um drei Eckpfeiler drehen:
Ernährung, Training, Lebensstil. Sei dir aber bewusst, dass
es nicht möglich ist, zu jeder Tages- und Nachtzeit einen
Testosterongehalt zu haben, der über die Stränge steigt,
es sei denn du benutzt dafür illegale Substanzen. Die Jagd
nach dem bestmöglichen Testosteronwert sorgt daher
nur für Stress und ein hoher Stresslevel stößt Cortisol aus
- und Cortisol senkt den Testosteronwert. Sei also nicht
zu ambitioniert und lasse es zu, wenn du mal 1-2 Wochen
ein wenig an Männlichkeit einbüßen musst. Gerade wenn
du gezielt an deinem Wert arbeitest, wirst du dafür sehr
sensibel, da dich schon die kleinsten äußeren Symptome
(hauptsächlich ein schlaffer Hodensack) merken lassen,
wenn sich deine Physis plötzlich zu ändern vermag.

Es bietet sich sogar an, dass du mal 2-3 Wochen ganz bewusst, deinen Spiegel herunterfährst, um danach einen
umso stärken Leistungszuwachs zu erleben. Ein ständig
hoher Testosteronwert, der durch alle Mittel auch noch
aufrechterhalten werden muss, kann langfristig sogar von
ganz alleine abfallen, da die Produktion völlig durchein-

ander gebracht wird und Signale gesendet werden, die im Hoden lauthals rufen: „Nicht so hart arbeiten, wir bekommen Unterstützung von außen!" Also, Testosteronwerte sind wie alles im Leben ein „Auf und ab".

Doch jetzt möchte ich dir allerhand Möglichkeiten geben, die du in denen Alltag einbauen kannst, um deinen Spiegel im Schnitt sehr hoch zu halten.

Trainingsfaktoren

Testosteron ist gerade für sehr viele Sportler interessant, da es für mehr Leistung und schnelleren Muskelzuwachs sorgt. In diesem Teil gehen wir auf die Testosteronkiller ein, die durch dein Training beeinflusst werden.

▶ Mit viel Gewicht trainieren

Das Männlichkeitshormon wird dann ausgestoßen, wenn wir etwa 2-3-mal pro Woche mit schweren Gewichten trainieren. Die Wiederholung, die wir gerade eben noch so schaffen (die zwischen der 5-8 Wiederholung sein sollte), stößt einen ungeheuren Testosteronboost aus. Wichtig ist dabei auch, dass du Grundübungen durchführst und Isolationsübungen nur einen kleinen Teil deines Trainings ausmachen. Kniebeugen, Bankdrücken, Kreuzheben, Klimmzüge sollten in keinen Trainingsplan fehlen.

▶ Sprints

Ausdauertraining ist nicht förderlich für einen hohen Testosteronspiegel. Bei langen Strecken stoßen wir zu viel Cortisol aus und verbrennen zu viele körperliche Ressourcen. Sprints hingegen können einen unglaublichen Schub in uns auslösen. Dafür solltest du pro Woche ein oder höchstens zwei Ausdauereinheiten einbauen mit jeweils 30 Minuten und währenddessen 3-4 knackige 6 Sekunden-Sprints durchführen.

Lebensstilfaktoren

Dein Lebensstil hat einen ungeahnten Einfluss auf deine Testosteronproduktion. Ständig und immer wieder wechselnde Lebensumstände sorgen für einen hormonellen Umschwung, der auch nicht spurlos an der Testosteronproduktion vorbeigeht.

▶ Sonne (Vitamin D)

Bekommst du viel Sonne? Couchpotatoes haben oftmals das Problem, sehr wenig Testosteron produzieren zu können, weil sie einfach nicht an die frische Luft kommen. Dabei ist der wichtigste Faktor das Vitamin D, welches durch die Sonnenstrahlung auf unsere Haut von unseren Körper selbst synthetisiert wird. Sonnencremes müssen daher nicht ständig im Sommer verwendet werden und im Frühling und Sommer sollte man viel Zeit draußen verbringen. Im Winter und im Herbst sieht es etwas schwieriger aus, da die Sonnenstrahlung zu gering ausfällt, um uns mit ausreichend Vitamin D zu versorgen. In diesem Fall solltest du Vitamin D in pflanzlichen Präparaten zu dir nehmen und dabei auf eine tägliche Dosis von 2000-5000 internationalen Einheiten achten.

▶ Strukturierter Tagesablauf

Dein Tagesablauf hat einen extremen Einfluss auf deinen Hormonhaushalt. Du tust gut daran, eine gewisse Struktur in deinen Morgen, in deinen Abend und in deiner Nahrungsaufnahme hineinzubringen. Wenn sich dein Tagesablauf ständig wechselt, muss sich dein Körper immer wieder erneut darauf einstellen, was deinen Hormonhaushalt extrem fordern wird. Das heißt nicht, dass dein Alltag monoton sein soll, sondern nur, dass du eine gewisse Grundstruktur mit einfließen lassen solltest.

▶ Kalte Duschen

Kalte Duschen trennen die Spreu vom Weizen. Hier stellt sich heraus, wie ernst du es mit deiner Männlichkeit meinst. Eine Studie aus dem Jahre 1993 hat festgestellt, dass Männer, die regelmäßig kalt duschen, einen höheren Testosteronspiegel haben. Dies kann damit zusammenhängen, dass man sich dem „Schmerz" stellt und sich durch die Überwindung und dem Standhalten so stark fühlt, dass wir plötzlich Testosteron ohne Ende produzieren. Außerdem tut Kälte unseren Hoden sehr gut, weswegen sie sich auch außerhalb unseres Körpers befinden. Kalte Duschen haben auch weitere gesundheitliche Vorteile: Deine Haut wird besser und widerstandsfähiger, dein Immunsystem wird stärker, Depressionen gehen vorbei und du wirst disziplinierter, wenn du dich regelmäßig überwindest, unter eiskaltem Wasser zu duschen.

Ab jetzt wird der Wasserhahn mindestens einmal pro Duschgang auf eiskalt gestellt.

▶ Sex

Sex kann eine sehr unterschiedliche Wirkung auf unseren Testosteronspiegel haben. Es kommt dabei ganz auf die Qualität und die Quantität ab. Wer sehr häufig Sex hat, sprich 3-mal am Tag und dabei spielt es keine Rolle, ob mit sich selbst oder mit einer Partnerin, wird einen rapiden Abfall seiner Testosteronwerte erfahren. Das liegt zum einen daran, dass deine primäre Aufgabe als Mann mit dem Geschlechtsakt abgeschlossen ist und die Produktion erst einmal heruntergefahren wird. Keine Sorge, das hält nicht lange an, doch solltest du wirklich täglich 3 oder mehrmals onanieren oder Sex haben, wirst du schnell an dir einen langfristigen Leistungsabfall bemerken. Sobald sich aber deine sexuelle Aktivität in einem gesunden Rahmen hält, also im Schnitt 3-6 mal die Woche, wird dein Testosteronspiegel zwar in den ersten 30 Minuten nach dem Sex abfallen, danach jedoch über den ursprünglichen Wert hinausschießen. Auch die Qualität des Geschlechtsverkehrs spielt eine Rolle. Wenn der Sex sehr intensiv ist und du all deine animalischen Triebe auslebst, entfesselst du deine Männlichkeit.

▶ Siegermentalität

Siege lassen dein Testosteron in die Höhe schießen. Dabei ist es egal, ob du im Sportwettkampf, bei einer Auseinandersetzung, im Schere-Stein-Papier siegst, oder ob deine Lieblings-Fußballmannschaft gewonnen hat. Natürlich wird sich dein Wert verhältnismäßig an die Art des Sieges. Durch Schere-Stein-Papier Wettbewerbe wirst du mit Sicherheit keinen größeren Bizeps bekommen.

Ernährungsfaktoren

Als letzten Punkt ist die Ernährung heranzuführen. Die Ernährung hat den größten Einfluss auf unseren Testosteronwert, weswegen du hier dein größtes Augenmerk drauf werfen solltest. Grundvoraussetzung ist immer eine ausreichende Ernährung. Kaloriendefizite darf es also nicht geben.

▶ Gesättigte und einfach ungesättigte Fettsäuren

Der Klassiker, wenn es um eine gesunde Testosteronproduktion geht – und doch wird das gesättigte Fett immer wieder verteufelt. Fett ist lebensnotwendig, wir müssen nur das richtige Fett zu uns nehmen. Etwa 20% deiner Ernährung sollte daher aus Fett bestehen. Dazu zählen essentielle Fettsäuren wie Omega 3 und 6, aber auch gesättigte Fettsäuren. Diese findest du in Nüssen, Avocados, qualitativ hochwertigen Ölen, Kokosnüssen oder in Kokosöl. Solltest du eine omnivore Ernährung vorziehen, ist auch in Biofleisch und in Bio Eiern gutes Fett enthalten. Allerdings nicht so hochwertig, wie aus pflanzlichen Quellen.

▶ **Zink**

Zink ist das Mineral, welches hauptsächlich für die Testosteronproduktion zuständig ist. Daher ist ein gutes Zinkvorkommen in deiner Ernährung essentiell wichtig. Hier solltest du allerdings vorsichtig vorgehen, da eine vermehrte Zinkaufnahme nur dann behilflich sein kann, wenn du an einem Zinkmangel leidest. Zu viel Zink schadet deiner Leber und deinen Nieren und hat überhaupt keinen Mehrwert für dich. Zink ist in Vollkornlebensmitteln, Eiern und Gemüse enthalten.

▶ **Magnesium**

Bei Magnesium verhält es sich ähnlich wie bei Zink. Bei einem Mangel kann dein Testosteronwert stark abfallen, bei einer Überdosis bringt es dich aber keineswegs weiter.

Kreatin

Kreatin ist ein Nahrungsergänzungsmittel, welches ausschließlich für Kraftsportler geeignet ist. Es sorgt für eine reibungslose und vermehrte ATP-Produktion in den Muskelzellen, wodurch man mehr Kraft zur Verfügung hat. Es kann dein Testosteronwert um 20-25% erhöhen.

► Viel Eiweiß

Viel Eiweiß sorgt für eine verminderte Produktion von sexualhormonbindenden Globulinen. Wie du dich mit Sicherheit erinnern kannst, ist unser Testosteron zu 50-60% an diesen Stoff gebunden. Je mehr wir davon haben, desto weniger freies Testosteron haben wir in unserer Blutbahn und umso weniger können wir davon profitieren. Hühnereier sind extrem vorteilhaft für den Testosteronspiegel, da es zum einen viel Eiweiß und sehr gute Fettsäuren liefert, unter anderem auch das gute HDL Cholesterin, welches in direkter Verbindung mit der Testosteronproduktion steht.

► Weitere Lebensmittel, die dein Testosteronspiegel erhöhen können

Brokkoli: Brokkoli enthält Carbinole, welche dafür sorgen, dass dein Testosteron-Östrogen Verhältnis genau nach „Vorgabe" des Körpers gehalten wird. Des Weiteren versorgt es dich mit sehr vielen Nährstoffen und hat nur wenige Kalorien.

Knoblauch: Knoblauch ist ein Anti-Stress Lebensmittel, da es den Cortisolspiegel durch das sogenannte Alzin senkt. Wie du weißt, ist Cortisol der Gegenspieler vom Testosteron. Weniger Cortisol bedeutet mehr Testosteron.

Bohnen: Bohnen sind ein sehr wertvolles Lebensmittel, welches den perfekten Mix aus Eiweiß und Zink liefert. Beides ist für einen hohen Testosteronwert sehr wichtig.

Harzer Käse: Harzer Käse ist ein außergewöhnliches Lebensmittel, da es fast ausschließlich aus Protein und Wasser besteht. Durch den hohen Proteingehalt steigt der Wert am freien Testosteron in unserer Blutbahn.

Zwei Einnahmepläne

Es gibt Möglichkeiten, um deine Testosteronproduktion durch eine Routine gar zu verdreifachen. Dafür gibt es zwei verschiedene Pläne – der eine langfristig, der andere kurzfristig.

Beginnen wir mit den langfristigen. Er wird dich in einem gesunden Maße konstant mit Testosteron versorgen, wodurch du deine allgemeine Leistungsfähigkeit, dein Muskelaufbau und dein Sexleben verbessern kannst.

Der langfristige Plan

Jeden Morgen nach dem Aufstehen und jeden Abend vor dem Schlafengehen diese Routine:

* 1 Löffel Butterschmalz (für gesättigte Fettsäuren) oder ayurvedisches Ghee, welches die bessere Variante ist.
* Optional 3 Kapseln Lebertran
* 3000-5000 internationale Einheiten Vitamin D aus pflanzlichen Quellen (100% Veggie)
* 5-10 Minuten eiskalt Duschen oder Baden (Wechselduschen nur am Ende). Es ist wichtig, dass du dich 5-10 Minuten am Stück eiskaltem Wasser aussetzt.
* 3 Paranüsse für Selen (das sorgt für eine erhöhte Spermienproduktion) und Fettsäuren.

Vor dem Schlafengehen ist diese Routine umso wichtiger, da deine Testosteronproduktion in der Nacht während des Tiefschlafs zwischen Mitternacht und 4-6 Uhr, auf Hochtouren gefahren wird.

Der kurzfristige Plan

Der kurzfristige Plan hat einen relativ niedrigen Nutzen, kann aber angewendet werden, um am nächsten Tag unglaublichen Sex zu haben. Es ist viel eher eine Spielerei, wenn auch eine Spielerei, die sich lohnen wird.

Folgende Routine

- 20-24 Stunden bevor du Sex haben möchtest, musst du sehr viel Cholesterin zu dir nehmen. Dazu eignen sich hervorragend Eier. Iss 4 Eier 3 Stunden vor dem Schlafen gehen, um über Nacht die Produktion zu unterstützen
- 4 Stunden vor dem Sex nimmst du folgendes zu dir: 4 Paranüsse, 20 rohe Mandeln, 2 Kapseln Lebertran, 2 Löffel Butterschmalz oder Ayurvedisches Ghee

Deine Hormone werden verrücktspielen und der Sex wird atemberaubend sein. Wie du weißt, spielen Hormone und Pheromone eine wichtige Rolle in der sexuellen Anziehung zwischen Mann und Frau. Mach dir das zu Nutze, indem du deinen Testosteronspiegel erhöhst. Attraktivität hängt nicht von gutem Aussehen ab, sondern von deinem Testosteronspiegel. Unterbewusst nehmen Frauen wahr, dass du selbstbewusst bist, anziehend riechst, animalisch bist und ihre eigenen Triebe richtig in Fahrt bringst.

Schlusswort

Das war es auch schon mit den Tipps für einen natürlich hohen Testosteronspiegel. Ich hoffe du konntest dir viel Nützliches mitnehmen. Das Gute ist, dass du die Ratschläge allesamt direkt in die Tat umsetzen kannst. Dennoch möchte ich dich ein wenig zurückhalten. Hab keine unmenschlichen Erwartungen an dich und deinen Körper. Letztendlich haben nur 10% der Männer einen wirklichen Mangel. Sieh es als eine Art Verbesserung deine Lebensqualität an, aber mache dir keinen Stress dadurch. Alles was gut tut, alles was dich körperlich fordert und alles, was im gesunden Maße getan wird, wird dein Testosteronspiegel auf natürliche Weise erhöhen. Die Kunst liegt darin, die Grundpfeiler, bestehend aus Ernährung, Training und Lebensstil als Routine in dein Leben zu etablieren.

Wenn dir dieses Buch gefallen hat, so würde ich mich freuen wenn du es bei Amazon positiv bewerten würdest. Vielen Dank für deine Unterstützung!

Impressum

Testosteron

Testosteronspiegel natürlich steigern
Mehr Attraktivität, mehr Muskeln, mehr Selbstvertrauen

von Tiago Weiland (Pseudonym)

Autor: Athmane Guidoume Bouziani
Kontaktdaten:
Bachstr. 4
10555 Berlin
bug.gbr@gmx.de